G. HARDY

ESSAI SUR

LA VASECTOMIE

Stérilisation de l'homme

indolore et sans diminution des facultés viriles

3 figures dans le texte

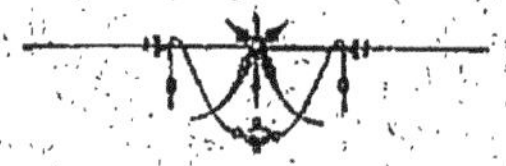

PARIS
EDITIONS NÉO-MALTHUSIENNES
29, Rue Pixérécourt

1913

A la même adresse.

La PAUVRETÉ

Sa seule Cause, son seul Remède

MALTHUSISME et NÉO-MALTHUSISME

Avec des Vues sur la Question Sexuelle, l'Amour libre, la Suppression du Mariage, du Célibat, de la Prostitution, de la Guerre.

par le Dr Georges DRYSDALE

(Edition contenant 3 portraits)

UN VOLUME DE 258 PAGES. — PRIX : 2 FR. ; FRANCO 2 FR. 20

Extrait de la Table des Matières :

Importance de la loi de population. Obstacles à l'accroissement de la population. Examen des obstacles. Les systèmes socialistes en face de la loi de population. Objections à la loi de population : émigration, loi des pauvres, travail garanti par l'Etat, terres incultes, etc., etc. La contrainte morale de Malthus. Opinions de Stuart Mill.

Corollaires de la loi de population. **La pauvreté est une question sexuelle.**

Critique de la solution de Malthus. La continence sexuelle est malfaisante. Les moyens anticonceptionnels, leur examen.

Le mariage, les maux qu'il produit. Le mariage, prostitution légale. Les familles nombreuses causent la pauvreté et les maux sexuels.

Les gens mariés prolifiques plus coupables que les prostituées.

Les grands devoirs sexuels : limitation de la procréation, obligation de l'exercice sexuel.

Le divorce. Le commerce sexuel honnête. La licence, ses causes.

But de la morale sexuelle : diffusion générale des plaisirs de l'amour.

Il n'y a qu'un moyen *direct* de remédier à la pauvreté et aux maux sexuels : la *copulation préventive*, la limitation volontaire des naissances par les procédés anticonecptionnels.

G. HARDY

ESSAI SUR

LA VASECTOMIE

Stérilisation de l'homme
indolore et sans diminution des facultés viriles

3 figures dans le texte

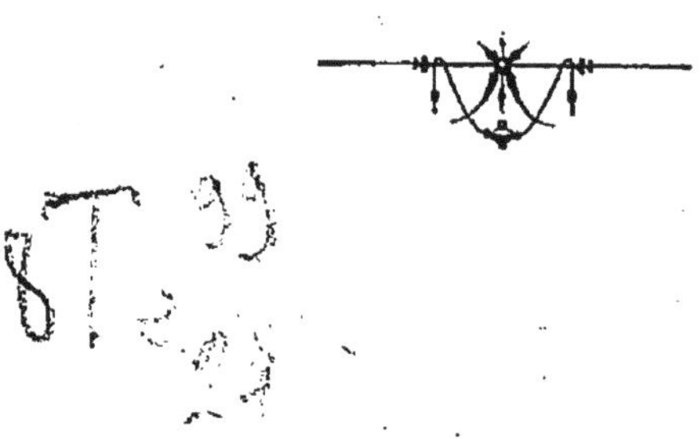

PARIS
EDITIONS NÉO-MALTHUSIENNES
29, Rue Pixérécourt
—
1913

DU MÊME AUTEUR

Cempuis. Éducation intégrale, co-éducation des sexes. Prix : 10 francs.

Observations sur le développement de l'Enfant. Préface d'Émile Duclaux. Prix : 1 franc.

La loi de Malthus. Exposé et réponses aux objections. Prix : 0 fr. 75 ; franco, 0 fr. 80.

Population et Subsistances. *Essai d'arithmétique économique* avec deux tableaux statistiques. Prix : 1 franc; franco, 1 fr. 10.

Néo-Malthusisme et Socialisme. Controverse avec Alfred Naquet. Prix : 0 fr. 20 ; franco, 0 fr. 25.

Malthus et ses Disciples. Avec portraits de Malthus, Georges Drysdale et Paul Robin. Prix : 0 fr. 50 ; franco, 0 fr. 60.

En Préparation :

Paul Robin, sa vie, ses idées, son œuvre.
Le Néo-Malthusisme.
Résumé de l'Essai sur le principe de population de Malthus.
L'Avortement.

LIRE :

Éléments de Science Sociale, par le Dr Georges Drysdale. Prix : 3 fr. 50; franco, 3 fr. 75.

La Pauvreté, sa seule cause, son seul remède, par le Dr Georges Drysdale, avec 3 portraits. Prix : 2 fr. 50, franco, 2 fr. 75.

LA VASECTOMIE

La question a été examinée très souvent, en France et à l'étranger, d'enrayer la multiplication des dégénérés et anormaux de toutes sortes par des procédés de stérilisation ou de castration.

Il n'y a plus guère d'opposants à cette idée, ouvertement discutée aujourd'hui, que, tout en s'appliquant à soigner les anormaux, tout en les aidant à gagner, si faire se peut, leur subsistance, tout en leur procurant le nécessaire et même le superflu, on doit viser à tarir leur descendance.

Ce n'est pourtant pas de ce seul point de vue que je me place pour vulgariser l'opération stérilisante très simple décrite dans cette brochure.

Avant d'expliquer les motifs qui m'ont conduit à la publier, j'insiste pour qu'on ne s'imagine point que je considère les expériences faites comme définitives et les opinions qui en dérivent, bien qu'elles soient professées par des hommes compétents, comme indiscutables. Il s'agit, tout au contraire, d'inciter les médecins à étudier plus profondément, à rechercher de nouveaux sujets, *à faire de nouvelles expériences*. L'ovariotomie fut à la mode ; la *vasectomie* mérite sans doute d'être connue, employée, propagée.

⁂

Il va sans dire que la postérité des idiots, tuberculeux, rachitiques, épileptiques, syphilitiques, etc., n'est pas désirable et doit être entravée. Mais il n'est pas davantage souhaitable, pour eux, pour leurs enfants, pour leurs semblables que les couples sains multiplient, sans mesure ni raison, le nombre de leurs rejetons.

Les maladies, les tares, la dégénérescence résultent, le plus ordinairement, du travail excessif, du manque d'air pur, de l'insuffisance de nourriture, de soins, d'hygiène, c'est-à-dire, au fond, de la pauvreté, de la misère.

Et en dernière analyse celle-ci provient de l'excès de progéniture dans la famille, de l'excès de population dans la société.

Trop nombreux, les ouvriers ont une rémunération très faible qui ne leur permet pas d'élever convenablement une famille. Il s'ensuit que les femmes et les enfants, afin de fournir ce qui manque au salaire du père pour assurer la subsistance de la maisonnée, entrent à leur tour en compétition pour le travail, sont obligés de solliciter des places aux ateliers et aux usines, d'offrir à vil prix leurs bras aux employeurs. Le travail des femmes et des enfants, effet d'abord des bas salaires masculins, est cause ensuite du maintien de la rémunération prolétarienne au strict minimum. La loi d'airain de Lassalle et Marx, n'est autre que la loi de population de Malthus.

Le trop plein de main-d'œuvre suscite donc, entretient, aggrave le travail excessif, prolongé, déformant et abrutissant, des femmes, des enfants, provoque le chômage, amène en définitive tout le cortège de la misère : les vices, les maladies, la vie dans les taudis, les naissances défectueuses, la perpétuité des tares, la dégénérescence.

Le bien-être des hommes, leur santé physique et morale ne peuvent être obtenus sans l'obstacle voulu, préventif, à la multiplication humaine.

Les horreurs de la lutte pour la vie, l'ignorance, la grossièreté, la prostitution, la guerre, etc., subsisteront aussi longtemps qu'une restriction raisonnée de la natalité n'interviendra pas pour maintenir le nombre des hommes à la quantité des biens à tout moment disponibles.

C'est une erreur grave de penser que l'abondance règne, qu'il y a, notamment, superflu de nourriture. C'est le contraire qui est vrai : il y a insuffisance permanente s'aggravant en crises, en renchérissements, en surcroît de misères, aux années de mauvaises récoltes.

Les objections courantes, banales à la thèse malthusienne — et si faciles que c'est une puérilité véritablement de s'imaginer que des hommes comme Malthus, Stuart Mill, les Drysdale, Paul Robin, aient pu ne pas les prévoir — objections relatives aux étendues incultes, aux possibilités d'accroissement scientifique des produits de toutes sortes, ne portent pas.

Les possibilités de la production sont inférieures à celles de la procréation. Les entrailles de la terre sont moins fécondes que celles des femmes..

Pour merveilleux que soient les efforts faits, les progrès réalisés, les résultats obtenus en culture, ils ne dispensent en aucune manière de proportionner, à chaque époque, malgré l'afflux de biens nouveaux, le nombre des consommateurs à la quantité de produits consommables, de restreindre par conséquent à la limite de ces produits, l'extraordinaire exubérance naturelle de la reproduction humaine.

Ne vaut-il pas mieux, pour réfréner l'énorme puissance prolifique de l'espèce, faire intervenir des obstacles voulus, choisis, *préventifs,* que de laisser décimer une population continuellement excédante par des obstacles douloureux, *répressifs.*

L'ordre dans la production, la justice dans la distribution, s'ils s'établissaient, par impossible, à l'aide des moyens que préconisent habituellement les prophètes et militants sociaux, n'affranchiraient en rien de l'ordre, de la méthode, de la mesure dans la procréation. Toute société aussi belle qu'on la puisse rêver : communiste, collectiviste, positiviste, etc., qui prétendrait faire litière du principe de population, négliger la question sexuelle et d'hygiène anticonceptionnelle, verrait reparaître chez elle les tares des régimes déchus : luttes, désordres, contraintes légales, injustices, iniquités, misère. Elle cesserait d'être par conséquent.

Les chances augmentent de parvenir à l'ordre économique, à l'harmonie sociale, à l'excellence morale, par la diffusion dans les multitudes prolétariennes des mœurs sexuelles, néo-malthusiennes, qui sont déjà celles des privilégiés, de l'élite.

La limitation volontaire des naissances en apportant les hauts salaires, en réduisant le temps de travail, favorise le perfectionnement physique, intellectuel et moral, émancipe la femme, donne leur maximum d'effet aux tentatives philanthropiques, d'éducation, d'instruction, prépare la transformation sociale, amène sans violence la révolution, le changement définitif qui permettra à l'humanité d'évoluer, sans douleurs pour les individus, vers les plus hautes destinées.

La question sociale s'identifie avec la question sexuelle.

⁂

C'est un malheur immense pour le genre humain que les médecins, les politiques, les économistes, les philanthropes, tous ceux qui ont charge de diriger les hommes, de soulager leurs misères, d'augmenter leur bien-être, se soient obstinément refusés jusqu'alors à étudier de près, et sans parti pris, la théorie malthusienne et néo-malthusienne, théorie biologique, économique et sociale.

A quoi sert, je le demande, de châtrer, de stériliser les anormaux, les tarés, syphilitiques, tuberculeux, idiots, déments, etc., si la descendance des sains, des normaux est vouée, par une multiplication exagérée, à la lutte pour l'existence, à la guerre sociale, aux inégalités, aux vices, à la misère, à la maladie, à la folie, à la dégénérescence, à toute la série des tares dont on souhaite la disparition?

On parle de sélectionner sans modérer les naissances...

Mais la sélection, si la prudence procréatrice n'intervient pas, s'altère en même temps qu'on sélectionne. On pourra sauver quelques tarés, mais dans le même temps, par l'abominable mêlée de la vie, une multitude d'autres naîtront, se prépareront, se formeront, se multiplieront.

C'est donc pour des raisons individuelles, familiales, économiques, sociales, en même temps et par-là véritablement eugéniques — car les principes de l'eugénie restent lettre morte quand les ressources de la famille ou celles de la société sont insuffisantes — que je juge nécessaire de vulgariser comme je l'ai fait pour les Moyens d'éviter la grossesse (1),

(1) *Moyens d'éviter la Grossesse*. Prix : 1 fr. 25 ; franco, 1 fr. 40.

le meilleur procédé actuellement connu de stérilisation humaine.

Je sais les objections « morales » que les attardés, religieux ou laïques, pourront faire à l'emploi de ce procédé. Je n'ai aucun respect pour la moralité des trafiquants de la vertu. Alarmer la pudeur de ces grotesques est sans importance. Proclamer les vérités malthusiennes, propager les mœurs néo-malthusiennes sans souci des injures, des menaces, des délations vertuistes, est l'œuvre la plus utile, la plus urgente, la plus belle. Guérissons la douleur humaine. L'unique immoralité c'est la souffrance.

Je connais aussi les arguments patriotiques opposés, par des repopulateurs volontairement inféconds, à la diffusion de tout procédé anticonceptionnel. Comme si le néo-malthusisme n'était pas un excellent article d'exportation ! J'ai, au surplus, la prétention d'être un excellent et très humain patriote.

Et ce n'est pas sans avoir examiné les raisons des adversaires du néo-malthusisme que j'ai conclu à l'utilité de faire connaître la *vasectomie*.

Il n'y a pas si longtemps qu'on proposait nettement pour les dégénérées la *castration*.

Mais cette opération, qu'on peut admettre pour les tarés, ne saurait être recommandée pour les personnes saines. La suppression des glandes génitales, chez l'homme comme chez la femme, a des conséquences fâcheuses pour le corps et pour l'esprit. C'est de plus une opération minutieuse, longue, qui entraîne des risques d'infection.

On a préconisé ensuite *la ligature des cordons*

spermatiques de façon à barrer la route aux spermatozoïdes. J. Eving Mears la proposa d'abord en 1894 pour le traitement de l'hypertrophie de la prostate et plus tard pour la stérilisation (1). Robert Bentoul, de Liverpool (2) conseilla ensuite, dans le même but, *la spermectomie,* opération qui consiste en la *ligature et la section des cordons spermatiques.* Mais, dans ces opérations les dégâts chirurgicaux, pour être moins considérables que dans la castration, provoquent, selon le Dr Perdrizet (1), l'atrophie des testicules, donnent lieu à une sorte d'état eunuchoïde. Le désir sexuel en définitive serait tari.

On ne peut donc recommander ces diverses méthodes pour les hommes normaux. Elle sont applicables cependant à ceux qui désirent vaincre leur appétit sexuel. Plus de rêves érotiques, ni d'éjections involontaires ! Les partisans de la chasteté, les tenants de l'abstinence sexuelle se doivent de propager ces méthodes. L'Église catholique, notamment, peut les recommander à ses prêtres.

On a proposé encore la *ligature,* non plus du cordon spermatique, mais *du canal déférent.* Dans ce cas, la secrétion interne est respectée, et toutes les ardeurs génitales subsistent. Mais suivant le Dr E. Perdrizet, le résultat cherché peut n'être pas définitif. La lumière du canal, à la longue, se reproduit et les spermatozoïdes passent. L'opération est à recommencer.

---

(1) J. Eving Mears, M. D. L. L. D *The Problem of Race Betterment* (1910). Wm. G. Dornan, éditeur à Philadelphie, U. S.

(2) Robert Bentoul. *Culture de la Race ou Suicide de la Race.*

(3) Dr L.-E. Perdrizet. *Stérilisation des Criminels, des Dégénérés et des Aliénés.* Annales d'Hygiène publique et de Médecine légale. (Avril 1911).

On fait la même objection à la *vasectomie*, c'est-à-dire à la section du canal déférent. Au bout d'un certain temps il pourrait y avoir passage des spermatozoïdes par coaptation des extrémités inférieure et supérieure de la section.

Le Dr Rutgers, de la Haye, pense cependant que la ligature ou la simple section du canal déférent, — avec pincement préalable très énergique du canal dans le premier cas et des extrémités du canal dans le second cas — serait suffisante pour empêcher à tout jamais la formation d'une lumière intérieure permettant le passage des spermatozoïdes.

Quoi qu'il en soit, la stérilisation, sans suites regrettables pour le patient, semble maintenant assurée par la *vasectomie*.

Le 3 décembre 1907, le Dr William T. Belfield, dans une réunion du Club des médecins et du Club des lois de Chicago, décrivit une méthode nouvelle consistant à reséquer le canal défèrent entre deux ligatures. Il appela cette opération la *vasectomie*.

Elle amènerait suivant lui l'atrophie des tubes séminifères. Les individus stérilisés par ce moyen conserveraient la possibilité de satisfaire leurs désirs sexuels. L'érection serait normale. L'éjaculation composée principalement de liquide prostatique, et légèrement diminuée, se produirait. L'orgasme vénérien ne serait pas aboli. La secrétion interne, sans laquelle tout organe dépérit, aurait lieu comme auparavant.

Mais, l'opéré perd toute faculté de fécondation.

Le liquide séminal qu'il émet ne contient plus de spermatozoïdes. Il ne peut plus avoir d'enfant.

Et sans doute la seule objection qu'on puisse faire à la vasectomie : *elle engage l'avenir.* Si le vasectomisé, à une période subséquente de son existence, songe à se survivre, il est trop tard.

Mais tout homme qui craindra d'appeler au monde des dégénérés, des malheureux, tout homme qui jugera avoir son lot suffisant de rejetons, qui aura pitié des souffrances féminines, auquel répugnera le recours aux prostituées, ou les vertus immorales, néfastes et malpropres de l'abstinence, tout homme qui trouvera pénibles ou déplaisants les procédés d'hygiène intime, pourra, sans diminution de ses facultés viriles, sans abandon de voluptés saines, légitimes, nécessaires à l'harmonie physiologique du corps, se faire vasectomiser.

Que la vasectomie ait une action immédiate indubitable c'est ce que soutiennent les Drs Belfield, de Chicago ; Rutgers, de la Haye ; Rœhleder, de Leipzig, et Perdrizet.

Les expériences faites en Amérique à Jeffersonville (Indiana) ont eu le plus grand succès. Huit cents condamnés âgés de moins de 30 ans ont été stérilisés par la vasectomie, dont deux cents sur leur demande. L'opération a été également pratiquée à l'Asile de Zurich (Asile Burghœlzli, hôpital des aliénés) par le Dr Hans von Maïer.

En Amérique les Etats d'Indiana (10 février 1907), de Californie (20 avril 1909), de Connecticut (12 août 1909) ont décrété la stérilisation des criminels et des aliénés par la vasectomie.

Voici, à titre de document, l'article premier de

la loi décrétée au Connecticut et actuellement en vigueur :

Les Directeurs des prisons d'Etat et le surintendant des asiles d'aliénés de Middletown et de Norwich sont, par la présente loi, autorisés et tenus de désigner pour chacun des établissements susdits deux habiles chirurgiens. Ceux-ci formeront, avec le médecin ou le chirurgien titulaire un conseil chargé d'examiner les individus internés, signalés comme dangereux pour la procréation. Si ces derniers ne paraissent pas pouvoir s'améliorer, le conseil statuera et, le cas échéant, désignera l'un des siens pour exécuter la vasectomie ou l'oophorectomie (ovariotomie).

L'exemple des législateurs du Connecticut devrait être suivi. Si les dirigeants avaient le souci du bien-être de leurs administrés, ils permettraient, encourageraient même l'emploi des procédés de stérilisation, ils installeraient, parallèlement à des dispensaires de prophylaxie anticonceptionnelle, des dispensaires de vasectomisation.

L'opération se fait rapidement, en trois ou quatre minutes avec un peu d'habitude, par simple anesthésie locale.

Le patient n'a point à se mettre au lit, ni même à interrompre ses occupations. Il souffre moins que pour l'extirpation d'une dent, par exemple, ou que pour une injection mercurielle insoluble.

Fig. 1. — Incision parallèle au cordon spermatique. Le canal déférent est dégagé des vaisseaux qui l'entourent.

Voici la technique opératoire d'après le *Manuel* de M. P. Dubois (1):

Incisions du scrotum, superficielles, longues de 4 centimètres environ, sur les cordons spermatiques, parallèlement à leur direction.

Au doigt, le cordon spermatique est extirpé en masse de la profondeur ; il se présente recouvert de toutes ses tuniques (fig. 1).

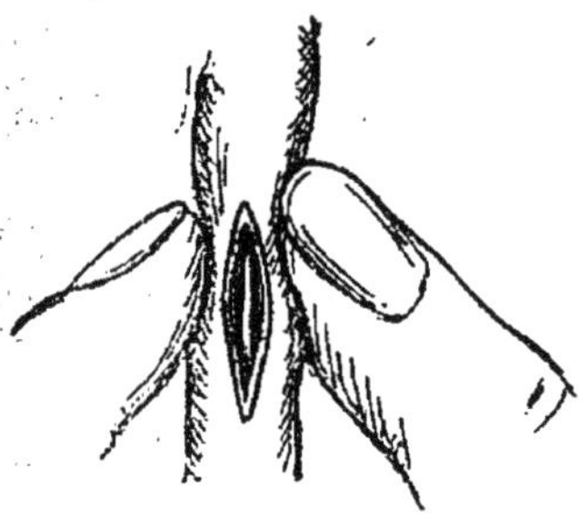

FIG. 2. — Cordon spermatique ; les doigts, après incision de la gaîne, font sortir le canal déférent.

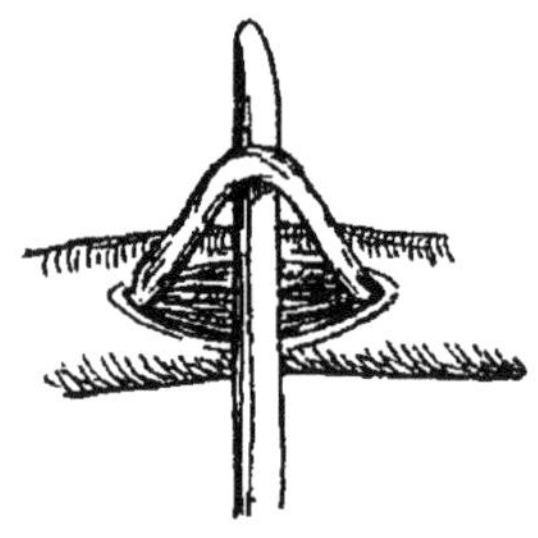

FIG. 3. — La sonde cannelée dégage le canal déférent.

L'index est passé sous lui ; le pouce, rabattu par dessus cherche en son milieu un tube dur, régulier ou non : c'est le canal déférent.

Sur ce canal que les doigts serrent contre les tuniques, incision de ces tuniques et dégagement à la sonde cannelée du déférent (fig. 2 et 3).

Le canal est pincé, lié en deux points distants d'un centimètre. Résection et enlèvement sur une longueur d'un demi-centimètre environ. Les extrémités du canal ainsi coupé, sont traitées au thermocautère.

Après suture profonde des enveloppes funiculaires, suture superficielle de la peau.

(1) Manuel opératoire. MASSON, éditeur.

BIBLIOGRAPHIE

Asexualisation as a remedial measure in the relief of certain forms of mental, moral and physical degeneration, article lu par G. Eving Mears MD. LL. D, à la Société médical de Santa Barbara (12 février 1906). Publié ensuite dans le *Boston Medical an surgical Journal* (21 octobre 1909). — *The Problème of Race Betterment* considered in its Medical, Legal and Social Aspects. Article lu devant la Georgia Medical Society de Savannah (22 mars 1910), au meeting de l'American Surgical Association à Washington (3 mai 1910). Publié dans le *Médical Record* (13 août 1910). — Les articles précédents réunis en brochure publiée à Philadelphie, par W.-J. Dornan.

Revue philanthropique, 15 février 1910. Tome XXVI n° 154, page 395. Article du Dr Thulié. — *Médical and Surgical Reporter* (1881), Tome XXIX, page 311. Article du Dr Hugues. — *Stérilisation des criminels, des dégénérés et des aliénés,* par le Dr L.-E. Perduzet. *Annales d'hygiène publique et de médecine légale,* avril 1911. — Compte rendu du Congrès néo-malthusien de Dresde (1911). Communication du Dr Rœhlleder. — Feuillet distribué par le Dr Rutgers au Congrès néo-malthusien de La Haye (1910). — *Résection des canaux déférents chez les criminels.* Journal de médecine et de chirurgie pratique, 25 février 1910, page 158. — *La Stérilité des criminels et des dégénérés assurée par la résection des canaux déférents.* LA CLINIQUE du 26 novembre 1909. Article de F. Gardner et L. Darvilliers. — Même sujet : LA CLINIQUE du 27 mai 1910. Opinions du Dr Faxton E. Gardner de New-York. — Même sujet : PRESSE MÉDICALE du 23 mars 1910.. Opinion du Dr F. Desfosses. — *La Vasectomie.* Article du Dr Perdrizet dans LA CLINIQUE du 3 novembre 1911.

FÉDÉRATION DU LIVRE — MARQUE SYNDICALE — PARIS-21e SECTION

L'ÉMANCIPATRICE, 3 RUE DE PONDICHÉRY, PARIS (XVe) — 5806-3-13.

www.ingramcontent.com/pod-product-compliance
Ingram Content Group UK Ltd.
Pitfield, Milton Keynes, MK11 3LW, UK
UKHW021037200726
13857UKWH00005B/1784

9 782011 924018